# NOTE

SUR

# L'ABSORPTION CUTANÉE

## DANS LE BAIN

CORBEIL, typ. et stér. de CRÉTÉ

# NOTE

SUR

# L'ABSORPTION CUTANÉE

## DANS LE BAIN

PAR

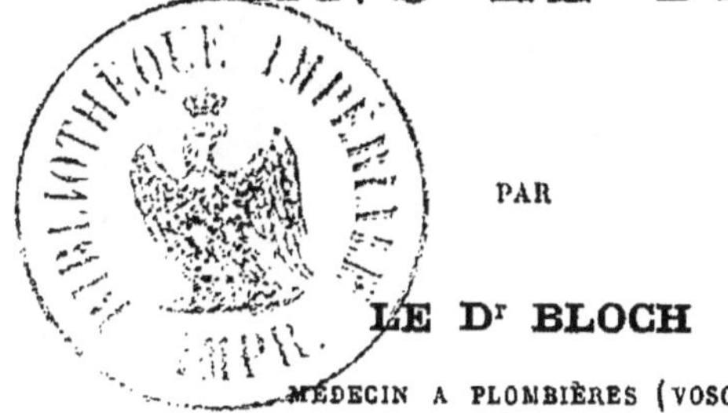

### LE Dʳ BLOCH

MÉDECIN A PLOMBIÈRES (VOSGES)

———◆◇◆———

# PARIS

P. ASSELIN, SUCCESSEUR DE BÉCHET JEUNE ET LABÉ

LIBRAIRE DE LA FACULTÉ DE MÉDECINE

Place de l'École-de-Médecine

1869

# NOTE

SUR

# L'ABSORPTION CUTANÉE

## DANS LE BAIN

---

Nous avons présenté à l'Académie de médecine, le 23 mars dernier, un Mémoire intitulé : *Expériences nouvelles sur l'absorption cutanée dans le bain.*

Ce travail renferme 22 expériences. Il sera examiné par une commission composée de MM. Béclard et Colin.

Depuis le mois de mars nous avons fait quelques recherches spéciales, et nous allons les exposer ici.

De plus, nous voulons publier le procédé nouveau d'expérimentation employé par nous, afin qu'on puisse en contrôler l'exactitude et en varier l'application.

Cette note manquera de méthode et sera nécessairement incomplète : cela tient à l'impossibilité dans laquelle nous sommes de publier quelque partie du Mémoire présenté à l'Académie.

Nous espérons pouvoir coordonner plus tard les faits que nous étudions et les présenter en un faisceau régulier ; nous réservons pour ce temps les aperçus généraux et les conséquences théoriques.

---

## I

La méthode que nous employons est basée sur les réactions colorées, solubles ou insolubles, produites par le mélange de deux dissolutions salines ; ainsi :

Bleu de Prusse produit par les sels de fer au maximum avec le prussiate jaune ; noire d'encre obtenu par la réaction du tannin sur les sels de fer ; précipité brun donné par la réaction du sulfate de cuivre avec l'iodure de potassium, etc., etc.

Nous prenons un bain, partiel ou général, dans une des deux solutions ; nous lavons et nous essuyons avec soin les parties du corps baignées, le bras par exemple ; puis, plongeant ce même bras dans le second liquide, la peau se teint plus ou

moins vivement, tandis que l'eau du bain reste incolore.

*Exp*. XXIII. — On plonge le bras dans une solution de tannin (2 gr. par litre). Au bout d'une heure,
le bras est retiré, lavé à grande eau, essuyé, puis
plongé dans du perchlorure de fer très-étendu.
Toutes les parties baignées noircissent fortement.

*Exp*. XXIV. — Les ongles surtout sont très-
colorés. Voulant nous rendre compte de la facilité
avec laquelle ils s'imbibent, nous coupons deux rognures d'ongles et nous les plaçons dans des tubes
à analyse avec une solution de sulfate ferreux pour
l'un, de prussiate rouge pour l'autre.

Au bout d'une heure, on lave les tubes en
laissant l'ongle dans chacun. On change plusieurs
fois l'eau, on agite fortement, puis on baigne in-
versement les débris d'ongles dans le prussiate et
dans le sel de fer.

Ils bleuissent tous deux. On les coupe en di-
verses places ; leur tranche est aussi bleue que la
surface.

D'autres rognures d'ongles, conservées au sec
pendant trois jours, puis baignées de la même
façon, bleuissent encore dans toute leur épaisseur.

Nous en conservons d'autres encore pendant quinze jours. Celles-là ne se colorent pas dans toute leur substance ; le milieu de la tranche reste blanc.

Les parties du corps dont la peau est macérée après le bain sont aussi celles qui s'imprégnent le plus de liquide. On devait le prévoir.

Au contraire, un épiderme neuf s'imbibe difficilement ; en voici un exemple :

*Exp.* XXV. — A la suite d'une tourniole de l'auriculaire, la dernière phalange de ce doigt est couverte d'une peau lisse, luisante et rosée.

On trempe pendant une heure, dans une solution de sulfate ferreux (3 gr. par litre), le doigt entier ; puis, après des lavages répétés, on le baigne dans la solution de prussiate rouge. Il bleuit fortement, tandis que la phalange couverte d'un épiderme neuf reste incolore.

Des égratignures du bras, cicatrisées, mais encore apparentes, bleuissent dans une expérience semblable, beaucoup plus fortement que les régions adjacentes.

II

Nous avons pris des bains partiels à des pressions différentes, et voici les résultats inattendus que nous avons constatés.

*Exp.* XXVI. — Nous avons établi un tube en fer-blanc, vertical, de 8 mètres de hauteur, muni d'un robinet à sa partie inférieure. Nous le remplissons d'une solution de sulfate ferreux (6 gr. par litre) ; puis, la paume de la main est appliquée contre l'orifice inférieur, et le robinet est ouvert.

La main supporte une pression presque égale à deux atmosphères, puisqu'il faut une colonne d'eau de 10 mètres et demi pour doubler la pression atmosphérique.

Or, il est très-difficile de tenir le tube fermé avec la main. Malgré l'effort, il s'épanche du liquide à l'entour.

La main est maintenue pendant dix minutes, lavée soigneusement, essuyée, puis trempée dans une solution de cyanoferride de potassium.

La partie centrale, touchée par le liquide à haute pression, ne bleuit pas ; le tour, baigné par le liquide épanché, et par conséquent soumis à la pression normale, bleuit fortement.

*Exp.* XXVII. — Pour bien établir l'effet de la pression, nous vidons presque entièrement le tube, laissant à peine quelques centimètres de liquide, et nous appliquons fortement la paume de l'autre main pendant dix minutes.

Nous laissons un peu de liquide s'épancher, comme dans l'expérience précédente. Cette fois, après lavages, le cyanoferride donne une coloration uniforme dans le cercle du tube comme autour de lui.

Ces deux faits prouvent donc qu'une pression exagerée empêche l'imbibition.

Voici actuellement un phénomène corroborant :

Une pression inférieure à celle de l'atmosphère augmente l'imbibition.

*Exp.* XXVIII. — Nous nous servons, pour cette expérience, d'une boule de verre coupée aux deux bouts d'un diamètre. A l'une des ouvertures est adapté un tube de caoutchouc, l'autre s'applique sur la peau et permet de faire ventouse. On place une dissolution de sulfate ferreux dans cette boule, on la renverse sur la paume de la main, et, aspirant par le tube de caoutchouc qu'on ferme ensuite, la main se trouve en contact avec un bain à pression inférieure à une atmosphère.

Au bout de dix minutes, on enlève l'appareil, on lave les parties baignées, puis, dans le prussiate, on obtient un bleu très-intense, beaucoup plus marqué qu'à la pression normale.

Il y a plus. On place la ventouse sur une région peu propre à l'imbibition, la partie interne de la cuisse. Après dix minutes, on obtient avec le prussiate une marque bleue, tandis qu'à l'autre cuisse, un bain d'un quart d'heure à la pression normale ne donne aucune tache colorée.

Ainsi les trois expériences concordent, et la pénétration du liquide dans l'épiderme suit l'échelle décroissante suivante :

Atmosphère raréfiée,
Pression normale,
Pression exagérée.


### III

La soude exerçant une action énergique sur la peau, nous avons voulu rechercher l'influence des bains préalables de carbonate de soude sur la pénétration d'autres liquides.

Voici quelques exemples de cette action préalable.

*Exp*. XXIX. — L'index est plongé une demi-heure dans une solution de carbonate de soude (4 gr. par litre).

En même temps, le médius est baigné dans l'eau simple.

Les deux doigts sont lavés à grande eau, puis essuyés et plongés, ainsi que l'annulaire, dans une solution de tannin (2 gr. par litre).

Au bout d'une demi-heure, ils sont de nouveau lavés, puis baignés dans le perchlorure de fer étendu.

C'est l'index qui noircit le plus, puis vient le médius, enfin l'annulaire.

*Exp.* XXX. — Nous recommençons à l'autre main la même expérience, à cette différence près que nous ne lavons pas à grande eau le doigt plongé d'abord dans le carbonate de soude ; nous l'essuyons seulement.

Le résultat reste le même.

Ce bain préalable de carbonate de soude n'a pas constamment pour effet d'activer l'imbibition, ainsi :

*Exp.* XXXI. — Quatre doigts de la main sont plongés dans la solution sodique, puis retirés l'un après l'autre, de quart d'heure en quart d'heure, et essuyés avec soin.

De cette façon, l'auriculaire a un bain d'une heure ;

L'annulaire, de trois quarts d'heure ;

Le médius, d'une demie-heure ;

L'index, d'un quart d'heure.

Le pouce n'a pas été baigné.

On plonge ensuite la main entière un quart d'heure dans une forte décoction de cochenille.

C'est le pouce qui rougit le plus, puis l'index, puis le méduis, puis l'annulaire, enfin l'auriculaire.

---

Les expériences que nous avons entreprises démontrent tout d'abord le fait de l'imbibition.

L'épiderme garde dans son épaisseur une partie du liquide du bain ; malgré des lavages successifs et des frottements répétés, ce phénomène est décélé par des réactions certaines.

Voilà le fait principal établi dans la recherche de l'absorption cutanée. En effet, c'est toujours à propos de l'imbibition que les savants ont combattu, les uns admettant cette propriété, les autres la repoussant ; tantôt à l'aide d'expériences, tantôt au moyen de raisonnements théoriques.

Les raisonnements préalables sont l'écueil des sciences physiques, ils ont ce triste résultat d'empêcher qu'on expérimente.

Ainsi, dit-on, la peau est enduite d'un vernis gras; les liquides, isolés par ce vernis, ne la baignent pas immédiatement; donc la peau n'absorbe pas.

Il est certain que la moindre expérience probante anéantit les meilleurs raisonnements contradictoires.

Nous avons établi que la peau s'imbibe. Prenons le sulfate ferreux pour exemple.

Or, soit à l'air libre, soit sous un enduit imperméable (baudruche gommée et collodion), le liquide primitivement introduit donne avec le temps une réaction bleue de moins en moins intense lorsqu'on traite par le cyanoferride de potassium.

Cette réaction est non-seulement moins vive, mais elle est encore moins prompte à se produire, à mesure que le second bain est plus éloigné du premier.

Enfin, un moment arrive où la coloration ne s'obtient plus. Le second liquide ne peut plus rencontrer le premier.

La baudruche détachée ne se colore pas non plus dans le bain de prussiate (1).

(1) Nous avons développé ce point dans notre Mémoire.

N'est-ce point là de l'absorption ?

Le fait de la disparition du liquide dans la profondeur de la peau n'est-il pas suffisamment démonstratif, et faudra-t-il chercher dans les sécrétions pour se convaincre ?

Nous avons montré la lenteur de la pénétration : comment dès lors s'étonner si, dans les urines, dans la salive, les réactions sont insignifiantes.

Il faut au moins 48 heures pour le passage d'un sel de fer au travers de l'épiderme, et le liquide disparaît pour ainsi dire molécule à molécule.

CORBEIL, typ. et stér. de CRÉTÉ